# 内 容

### 第1週

覚え書き　脳について　練習1の参考となるはなし

練習1　　脳のはなし

練習2　　文章を正しく並べる

練習3　　駅名を正しく並べる

練習4　　同じ形を同じ色で塗る

練習5　　同じ大きさ・形のものを同じ色で塗る

練習6　　文字カード

練習7　　絵を正しく並べる

練習8　　形並べ

練習9　　書き取り

練習10　数字並べ

練習の自己採点

FM練習帳

脳損傷のリハビリテーションのための方法
FM：藤井正子　　TBIリハビリテーション研究所

# 頭が働く練習帳 I

氏　名 _____

実施日　　　　年　　　月　　　日　から

　　　　　　　年　　　月　　　日　まで

# 覚え書き

- 各曜日で、その日にする練習は全部まとめてあります。
- 練習は楽しくするのが原則です。楽しくないときには、作った人に文句をいいましょう。
- 集中できる時間に毎日練習しましょう。
- 集中できないときには、本や新聞で書き取りの練習をしましょう。
- いやになったら止めてもいいですが、あとで続けましょう。
- 練習が終わった後に、貴方がどれだけできたかを100点満点で何点くらいか予想して書いてください。
- 練習1の脳のはなしでは、5頁にある「脳について」を参考にして下さい。

## 脳について

　脳は大脳、中脳、橋、延髄、小脳に分けられる。　そのうちの真ん中の3つ、中脳、橋、延髄を脳幹と言う。　大脳は頭蓋骨という丈夫な骨で上面を覆われており、下面はちょうど眼の上に乗っているような位置にある。　小脳と脳幹は後ろ側にある。　大脳の表面は大脳皮質と言い、たくさんの溝がある。　溝の間は回という高まりであるため、衝撃に合うと脳は高まり同志や、頭蓋骨などにぶつかって壊れ易い。　溝が特に深いのは、頭のてっぺんに相当するところにある中心溝で、その前を前頭葉と言い、その後ろは頭頂葉、一番後ろは後頭葉である。　中心溝よりもっと深いところに広い大脳皮質をもつ外側溝は、わきの方の皮質を境して、境より外側で下方を側頭葉と言う。　側頭葉は後頭葉より前の方に拡がる皮質で、比較的固定が悪い。　頭がぶつかってもあまり壊れないのは後頭葉で、これは脳幹が下にあり固定がよいからであろう。　そこで、後ろをぶつけても、前をぶつけても、前が壊れることになる。　つまり前頭葉の前の部分が壊れることが多い。　その時にすぐ横にある側頭葉の前がついでに壊れることがある。　頭のわきをぶつけると、反対側の側頭葉がよく壊れる。　頭に衝撃を受けると、脳はひっぱられたりちぢんだりして、神経線維や血管が切れ、ところどころ壊れたりする。　これをすみずみまで広がることを意味するびまん性という言葉を使って脳のびまん性損傷と言う。大脳半球という名前が示すように大脳は左右同じような構造をしているが、機能的には左の大脳皮質は言語能力に関係が深く、右の大脳皮質は創造的能力に関係しているという考えもある。

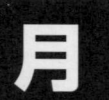

# 月曜日の練習　　そろえるもの：鉛筆と色鉛筆、A4の紙5枚、ハサミ、タイマー

### 練習1　脳のはなし

最初は体のことから始めます。　10分で止めて下さい。　5頁の「脳について」を参考にして下さい。

1．脳は体のどこにありますか？　自分の体について考えて書きましょう。（絵で描いても文章で書いてもかまいません）

2．脳のまわりを覆っている硬いものは骨です。　その骨の役割を書いて下さい。

## 練習2　文章を正しく並べる

下の文章は間違った順番で並んでいます。正しい配列にした文章を、下にすべて書きましょう。5分で止めて下さい。

1. 米が十分に水を吸うまで、30分から1時間待ちます。
2. 炊飯器の釜を取り出して、そこに3合の米を入れてよくとぎ、釜を戻します。
3. 電気炊飯器のメニュー欄を押して早炊きになるところで止めます。
4. 炊飯器のスイッチを入れて、米が炊けるのを待ちます。
5. 炊飯器の米が炊けたことが分かったところで蓋を開けて、ご飯をかき混ぜてふんわりさせます。

## 練習3　駅名を正しく並べる

時刻表にならって、1～15の駅名を東京から博多方面にむかって正しく並べましょう。　5分で止めて下さい。

| 駅名コード | 列車番号 / 予約コード |
|---|---|
| | 列車名 |
| | 季節・臨時 |
| | 発車番線 |
| 4000 | 東　京 発 |
| 4045 | 新　横　浜 〃 |
| 4060 | 小　田　原 〃 |
| 4070 | 熱　海 〃 |
| 5005 | 三　島 〃 |
| 5025 | 新　富　士 〃 |
| 5050 | 静　岡 着/発 |
| 5056 | 掛　川 〃 |
| 5060 | 浜　松 〃 |
| 5070 | 豊　橋 〃 |
| 5083 | 三河安城 〃 |
| 5100 | 名古屋 着/発 |
| 5155 | 岐阜羽島 |
| 5165 | 米　原 着/発 |
| 6050 | 京　都 着/発 |
| 6100 | 新　大　阪 着 |

| 番　線 | |
|---|---|
| 6100 | 新　大　阪 発 |
| 6155 | 新　神　戸 〃 |
| 6170 | 西　明　石 〃 |
| 6180 | 姫　路 着/発 |
| 6190 | 相　生 着/発 |
| 6200 | 岡　山 着/発 |
| 6210 | 新　倉　敷 〃 |
| 6220 | 福　山 〃 |
| 6226 | 新　尾　道 〃 |
| 8080 | 三　原 〃 |
| 8091 | 東　広　島 〃 |
| 8100 | 広　島 着/発 |
| 8120 | 新　岩　国 〃 |
| 8140 | 徳　山 着/発 |
| 8150 | 小　郡 着/発 |
| 8165 | 厚　狭 〃 |
| 8170 | 新　下　関 着 |
| 9010 | 小　倉 着 |
| 9050 | 博　多 〃 |

1 新倉敷　　2 小　倉　　3 三　島　　4 東　京
5 相　生　　6 博　多　　7 浜　松　　8 西明石
9 名古屋　　10 福　山　　11 米　原　　12 岡　山
13 静　岡　　14 小田原　　15 徳　山

・スタート　4 東京

・

・

・

・

・

・

・

・

・

・

・

・

・ゴール　　6 博多

**練習4　同じ形を同じ色で塗る**

同じ形を同じ色で塗りましょう。　5分で止めて下さい。

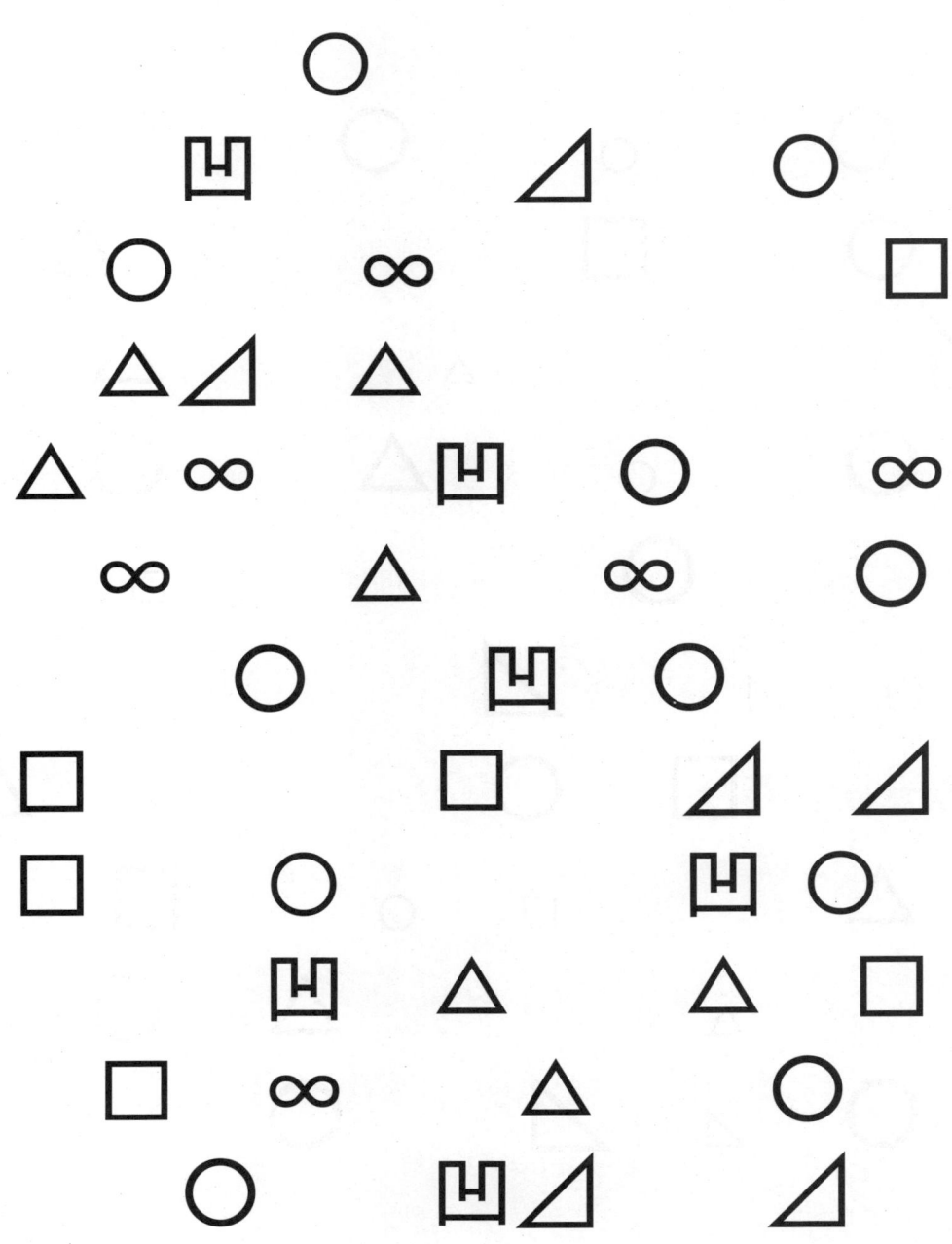

**練習5　同じ大きさ・形のものを同じ色で塗る**

同じ大きさ・形のものを同じ色で塗りましょう。　5分で止めて下さい。

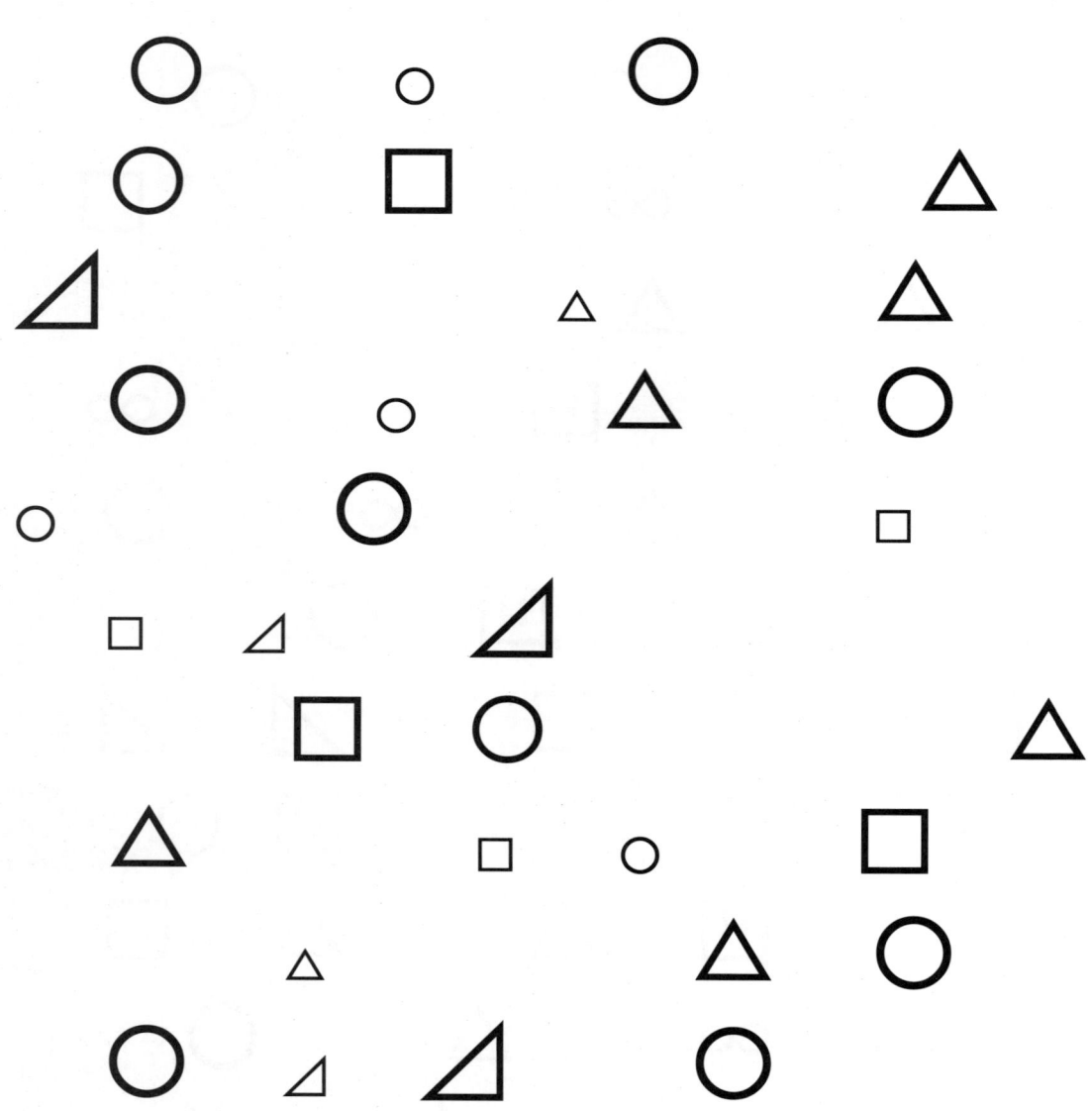

## 練習6　文字カード作り

5枚のA4（この練習帳と同じ大きさ）の紙をたてよこに折って8つに切り、その紙に、下の単語リスト中、動脈と静脈の文字を含む単語を見つけて大きくその単語を書きましょう。その書いた紙は保存しておいて下さい。　10分で止めて下さい。

単語リスト　72語

| | | | | | |
|---|---|---|---|---|---|
| 大脳縦裂 | 外側溝 | クモ膜顆粒 | 腹腔動脈 | 上大脳静脈 | 上大静脈 |
| 肝静脈 | 室間孔 | 腎静脈 | 前頭葉 | 腰動脈 | 奇静脈 |
| 脳梁 | 大動脈弓 | 腋窩動脈 | 頭頂葉 | 中脳水道 | 下大脳静脈 |
| 下大静脈 | 上腸間膜静脈 | 大大脳静脈 | 内頚動脈 | 聴覚野 | 下腸間膜動脈 |
| 前大脳動脈 | 総肝動脈 | 中大脳動脈 | 門脈 | 後大脳動脈 | 脳底動脈 |
| 嗅球 | 脳幹 | 橋 | 視神経 | 内大脳静脈 | 前交通動脈 |
| 後交通動脈 | 大脳横裂 | 前脈絡叢動脈 | 脳弓 | 小脳 | 内腸骨静脈 |
| 鳥距溝 | 松果体 | 前下小脳動脈 | 視交叉 | 後頭葉 | 上矢状静脈 |
| 脾動脈 | 椎骨動脈 | 視床下部 | 後下小脳動脈 | 内頚静脈 | 透明中隔 |
| 側頭葉 | 視床間橋 | 被核 | 大脳動脈輪 | 鎖骨下動脈 | 上腕動脈 |
| 内包 | 精巣静脈 | 脈絡組織 | 橈側皮静脈 | 海馬 | 胸大動脈 |
| 大伏在静脈 | 歯状回 | 淡蒼球 | 冠状静脈洞 | 腹大動脈 | 大脳半球 |

## 練習7　絵を正しく並べる

下に12個の絵があります。　1つの物語になるように順番を並べかえ、正しい配列にした番号を右の頁に書きましょう。　10分で止めて下さい。　また、物語のあらすじも書きましょう。　時間制限はありません。

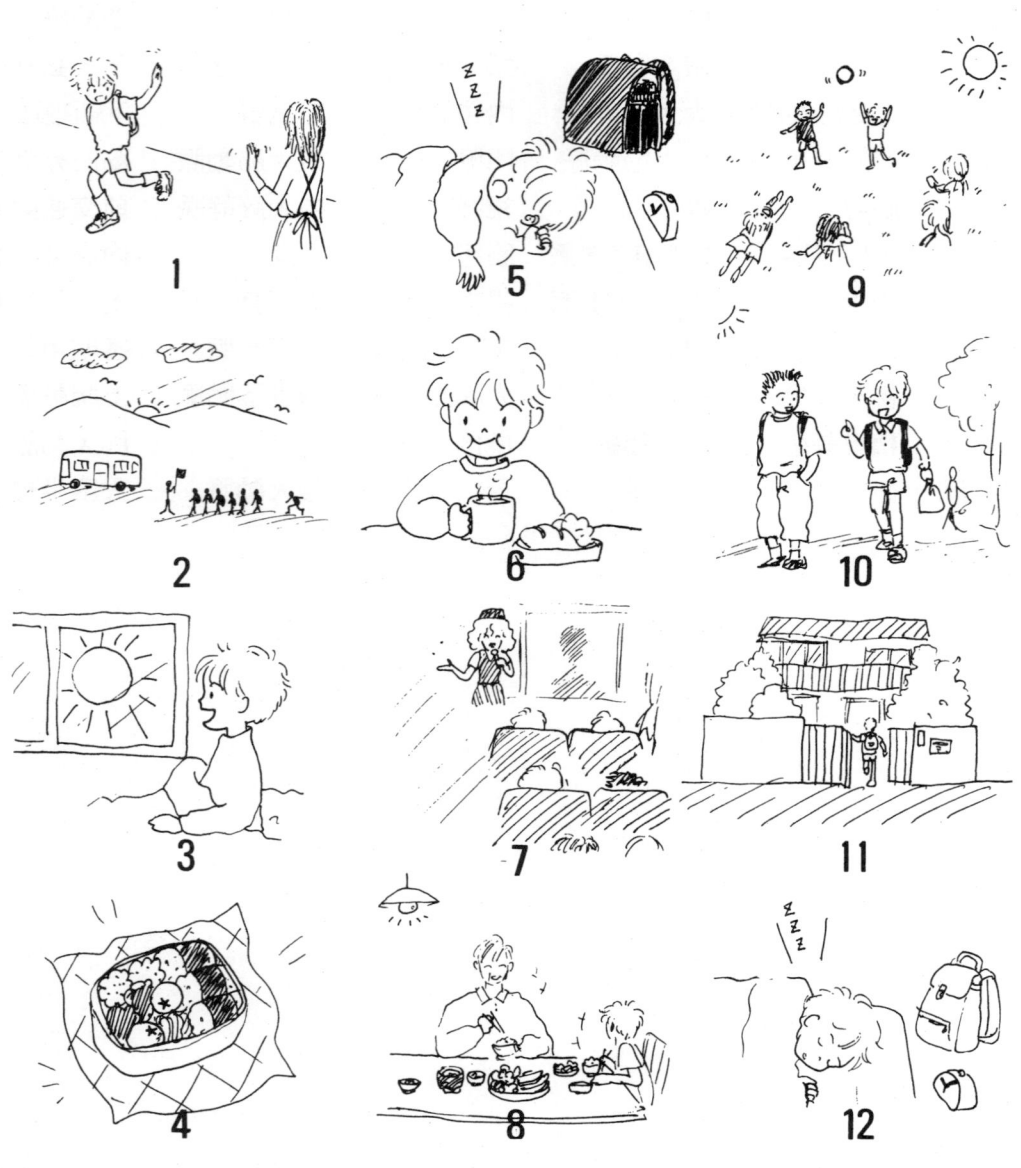

正しい配列にした番号


文章であらわした絵の物語

## 練習8　形並べ

下の図形と全く同じものを右のあいている所に2回描きましょう。
5分で止めて下さい。

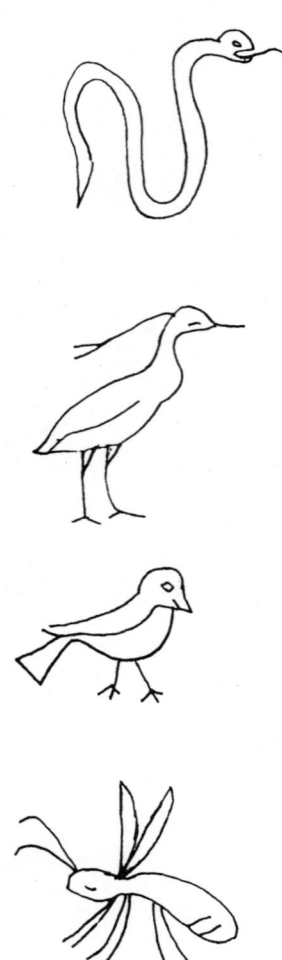

## 練習9 書き取り

下の文字と全く同じものを右のあいている所に2回書きましょう。
5分で止めて下さい。

日本の自然

物質文明の世紀

普及活動

三層構造

高温多湿な日本の夏

関東の風土

児童精神医学

購買動機調査

**練習10 数字並べ**

下の数字と全く同じものを右のあいている所に3回書きましょう。
5分で止めて下さい。

20281298

49491386

39281905

37283610

98799436

10022989

10479761

11359926

月曜日の練習はどうでしたか？　自分の練習の出来具合を100点満点で何点くらいか書いて下さい。　またこの練習の感想も書きましょう。　5分で止めて下さい。

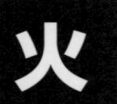

# 火曜日の練習  そろえるもの：鉛筆と色鉛筆、昨日作った紙40枚、
　　　　　　　　　　　　　タイマー

### 練習1　脳のはなし

最初は脳のことから始めます。　10分で止めて下さい。　5頁の「脳について」を参考にして下さい。

1. 大脳の表面は前頭葉、頭頂葉、後頭葉、側頭葉に分けています。
　　頭をぶつけた時に一番こわれやすいのはどこですか？　またそれはなぜですか？

## 練習2　文章を正しく並べる

下の文章は間違った順番で並んでいます。
正しい配列にした文章を下にすべて書きましょう。　10分で止めて下さい。


1. "ぼけ"という言葉は軽い痴呆を意味して使われることがあります。

2. 次に痴呆と診断されたとき、その原因を考えてしまいます。

3. ただし、脳を絶えず働かせていれば、この痴呆の進行を遅らせることができるようだと、言われています。

4. それは、正常範囲内の老化現象の意味でも使われると思われますが、痴呆は病気です。

5. その痴呆となるような病気には、アルツハイマー病や、脳卒中のような脳血管性の障害が代表としてあげられ、進行するような病気と考えられています。

## 練習3　駅名を正しく並べる

時刻表にならって、1〜15の駅名を東京から新庄方面にむかって正しく並べましょう。　5分で止めて下さい。

| 1 山　形 | 2 新　庄 | 3 米　沢 | 4 上　野 |
| 5 東　京 | 6 福　島 | 7 郡　山 | 8 宇都宮 |
| 9 赤　湯 | 10 天　童 | 11 那須塩原 | 12 小　山 |
| 13 かみのやま温泉 | | 14 村　山 | 15 大　宮 |

- スタート　5 東京
- 
- 
- 
- 
- 
- 
- 
- 
- 
- 
- 
- 
- 
- ゴール　2 新庄

## 練習4　同じ形を同じ色で塗る

同じ形を同じ色で塗りましょう。　5分で止めて下さい。

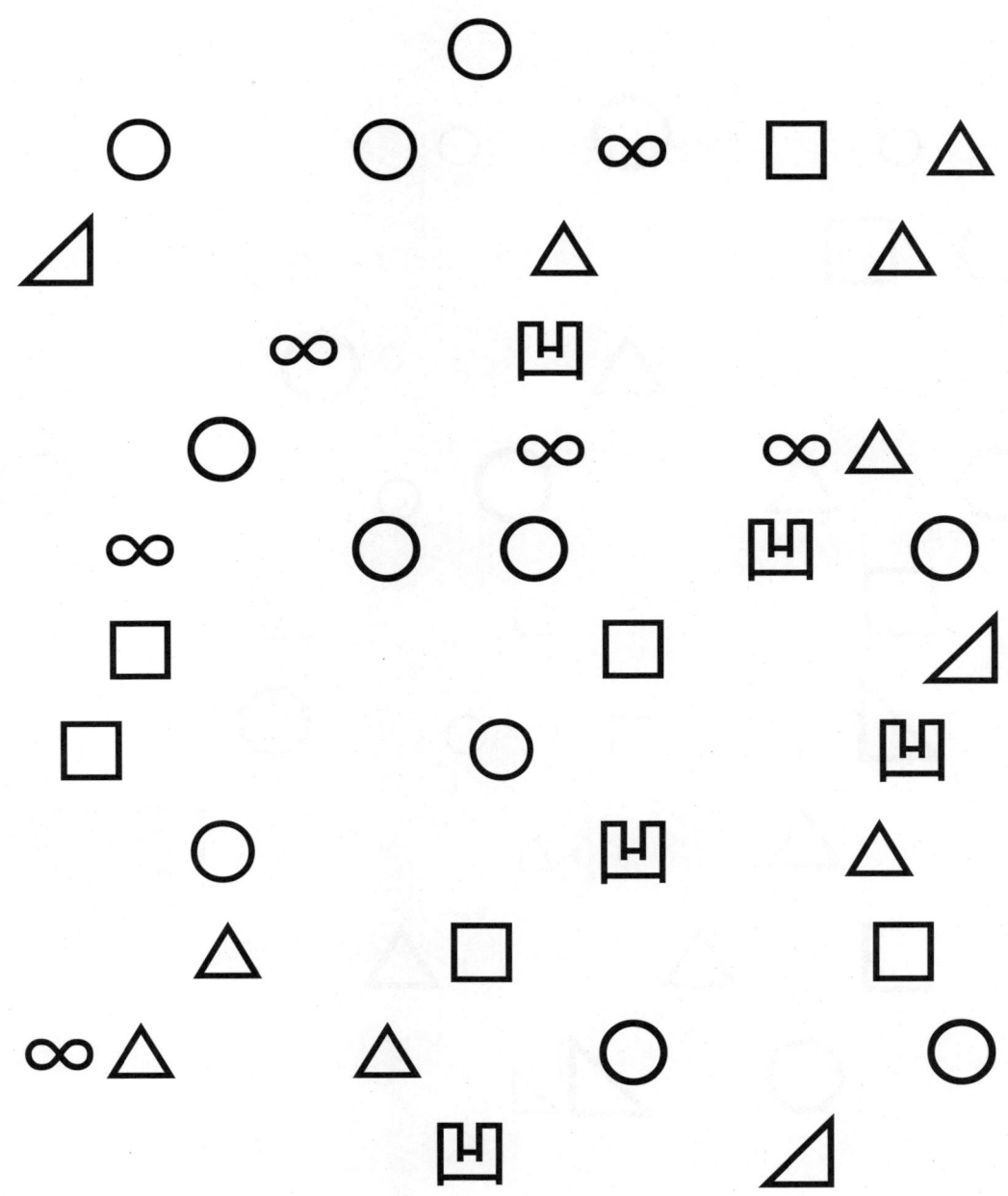

## 練習5　同じ大きさ・形のものを同じ色で塗る

同じ大きさ・形のものを同じ色で塗りましょう。　5分で止めて下さい。

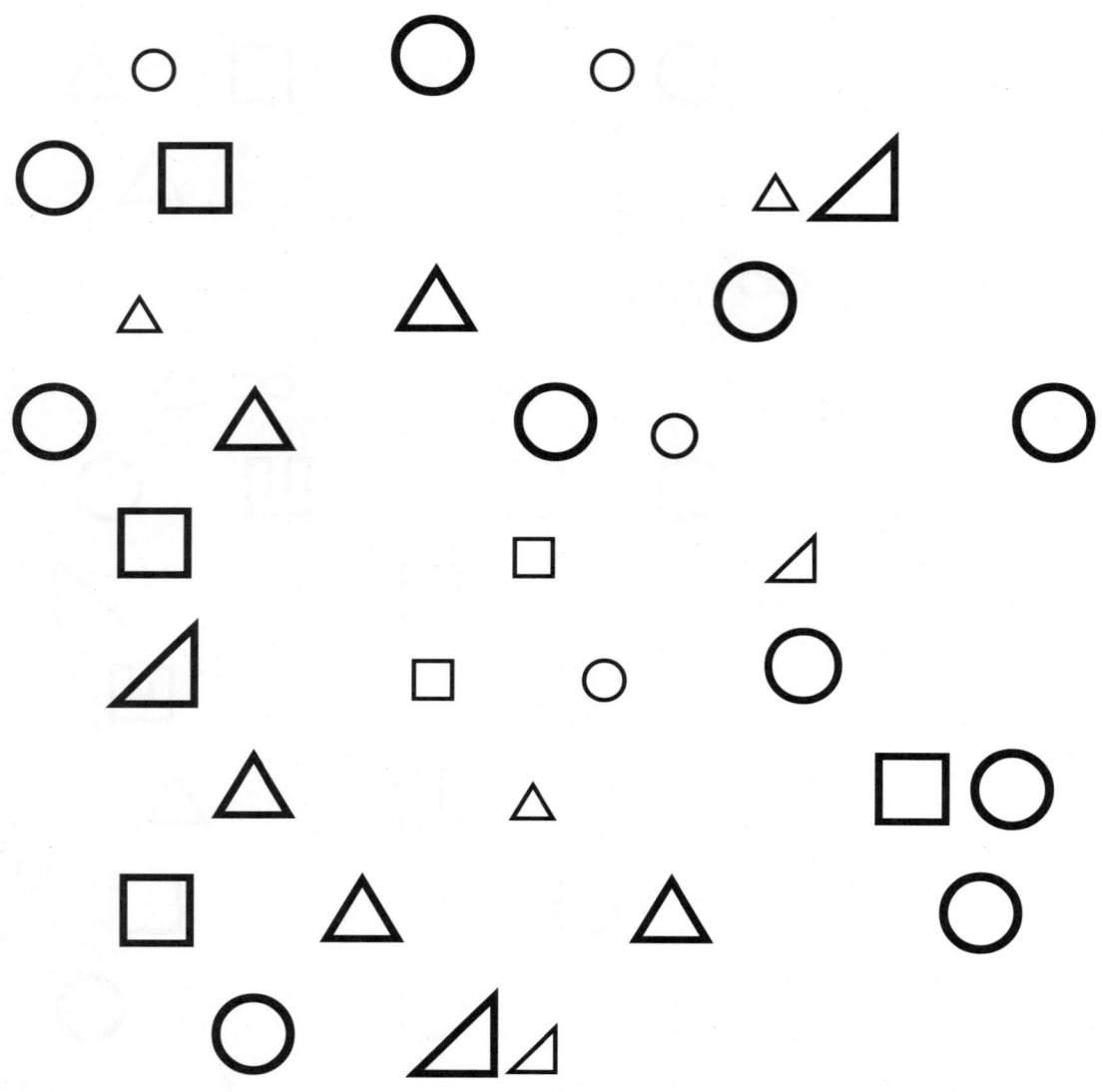

## 練習6 文字カード選び

動脈と静脈の文字があるカードから大の字のあるものをさらに選び出し、その名前を下に記入しましょう。 5分でやって下さい。

### 練習7　絵を正しく並べる

下に12個の絵があります。　1つの物語になるように順番を並べかえ、正しい配列にした番号を右の頁に書きましょう。　10分で止めて下さい。　また、物語のあらすじも書きましょう。　時間制限はありません。

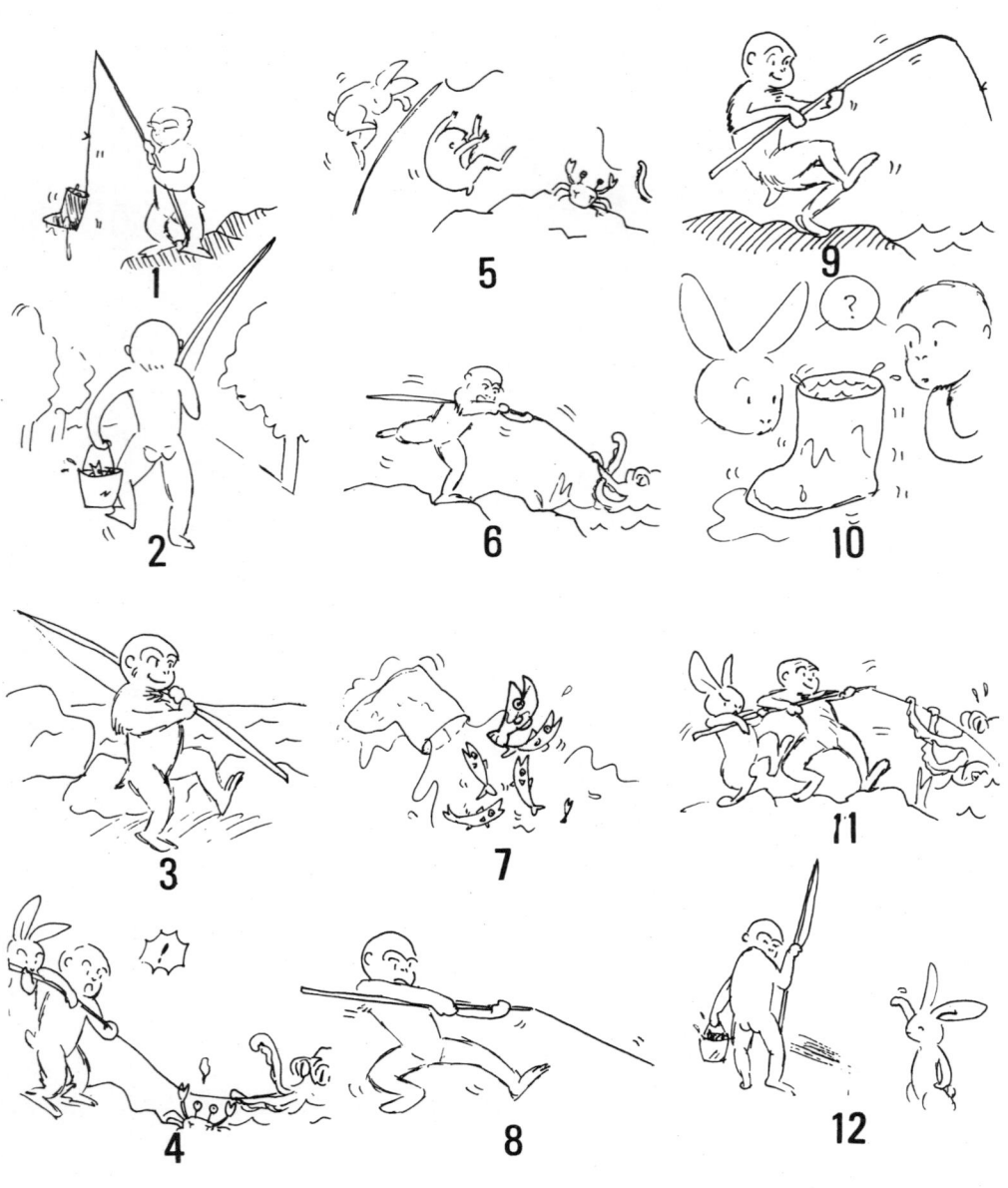

正しい配列にした番号


文章であらわした絵の物語

# 練習8　形並べ

下の図形と全く同じものを右のあいている所に2回書きましょう。
5分で止めて下さい。

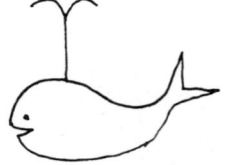

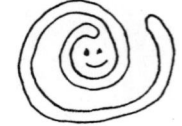

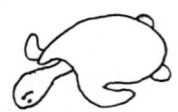

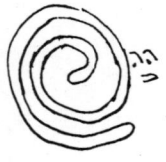

## 練習9 書き取り

下の文字と全く同じものを右のあいている所に2回書きましょう。
5分で止めて下さい。


福祉と保健

積極財政

兄弟姉妹

肯定と否定

鏡台と勉強机

動物と植物

脳損傷

交通渋滞

**練習10 数字並べ**

下の数字と全く同じものを右のあいている所に3回書きましょう。
5分で止めて下さい。


204444790


345448112


359216955


996147832


129148282


482414199


597599112


729654990

火曜日の練習はどうでしたか？　自分の練習の出来具合を100点満点で何点くらいか書いて下さい。　またこの練習の感想も書きましょう。　5分で止めて下さい。

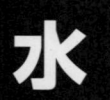

## 水曜日の練習　　そろえるもの：鉛筆と色鉛筆、月曜日に作った紙40枚、
タイマー

### 練習1　　脳のはなし

今日は脳障害のことを考えます。　10分で止めて下さい。　5頁の「脳について」
を参考にして下さい。

1. 脳の障害は、硬い頭蓋骨のなかにある柔らかい脳が、頭をぶつけることで壊れるために起こることがあります。　どのように壊れますか？　どんなことでもそれについて思ったことを書いて下さい。

## 練習2　文章を正しく並べる

下の文は間違った順番で並んでいます。
正しい配列にした文章を下にすべて書きましょう。　10分で止めて下さい。


1．その事件は先週の金曜日の午後、白昼に起こった。

2．3人の刃物を持った強盗が押し入って、店の主人を脅した。

3．その強盗は30分もねばり、その宝石店の主人を恐怖に陥れた。

4．店の主人は警察を呼ぶならば、刃物を使うと警告された。

5．宝石、指輪、などの貴金属類を盗む前に、

6．3億円以上の価値がある貴金属類の数々が郊外の宝石店から盗まれた。

## 練習3　駅名を正しく並べる

時刻表にならって、1〜11の駅名を東京から新潟方面にむかって正しく並べましょう。　5分で止めて下さい。

| 駅名コード | 列車番号 | | |
|---|---|---|---|
| | 列車予約コード | | |
| | 列車名 | | |
| | 運転日注意 | | |
| | 入線時刻 | | |
| | 発車番線 | | |
| 4000 | 東　京 | とうきょう | 発 |
| 4300 | 上　野 | うえの | 着 |
| | 着　発　番　線 | | |
| 4300 | 上　野 | うえの | 発 |
| 4320 | 大　宮 | おおみや | 〃 |
| 4380 | 熊　谷 | くまがや | 〃 |
| 4400 | 高　崎 | たかさき | 着 |
| 4400 | 高　崎 | たかさき | 発 |
| 4415 | 上毛高原 | じょうもうこうげん | 〃着 |
| 3010 | 越後湯沢 | えちごゆざわ | 発 |
| 3035 | 浦　佐 | うらさ | 〃着 |
| 3080 | 長　岡 | ながおか | 発 |
| 3095 | 燕三条 | つばめさんじょう | 〃 |
| 3200 | 新　潟 | にいがた | 着 |
| | 到　着　番　線 | | |

1 長岡　　2 上野　　3 高崎
4 浦佐　　5 新潟　　6 大宮
7 東京　　8 熊谷　　9 越後湯沢
10 燕三条　　11 上毛高原

・スタート　7 東京
・
・
・
・
・
・
・
・
・ゴール　　5 新潟

練習4　同じ形を同じ色で塗る
同じ形を同じ色で塗りましょう。　5分で止めて下さい。

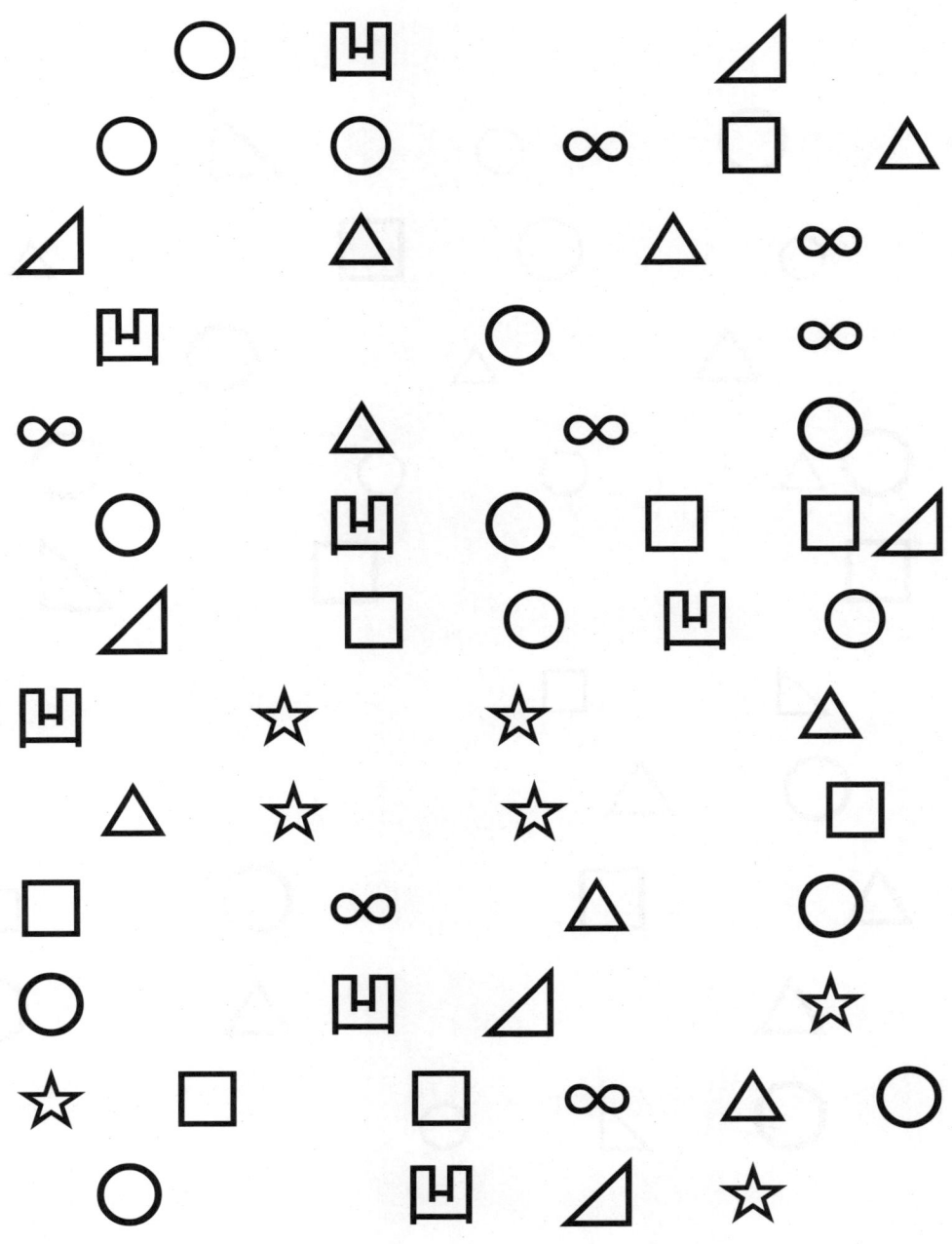

**練習5　同じ大きさ・形のものを同じ色で塗る**

同じ大きさ・形のものを同じ色で塗りましょう。　5分で止めて下さい。

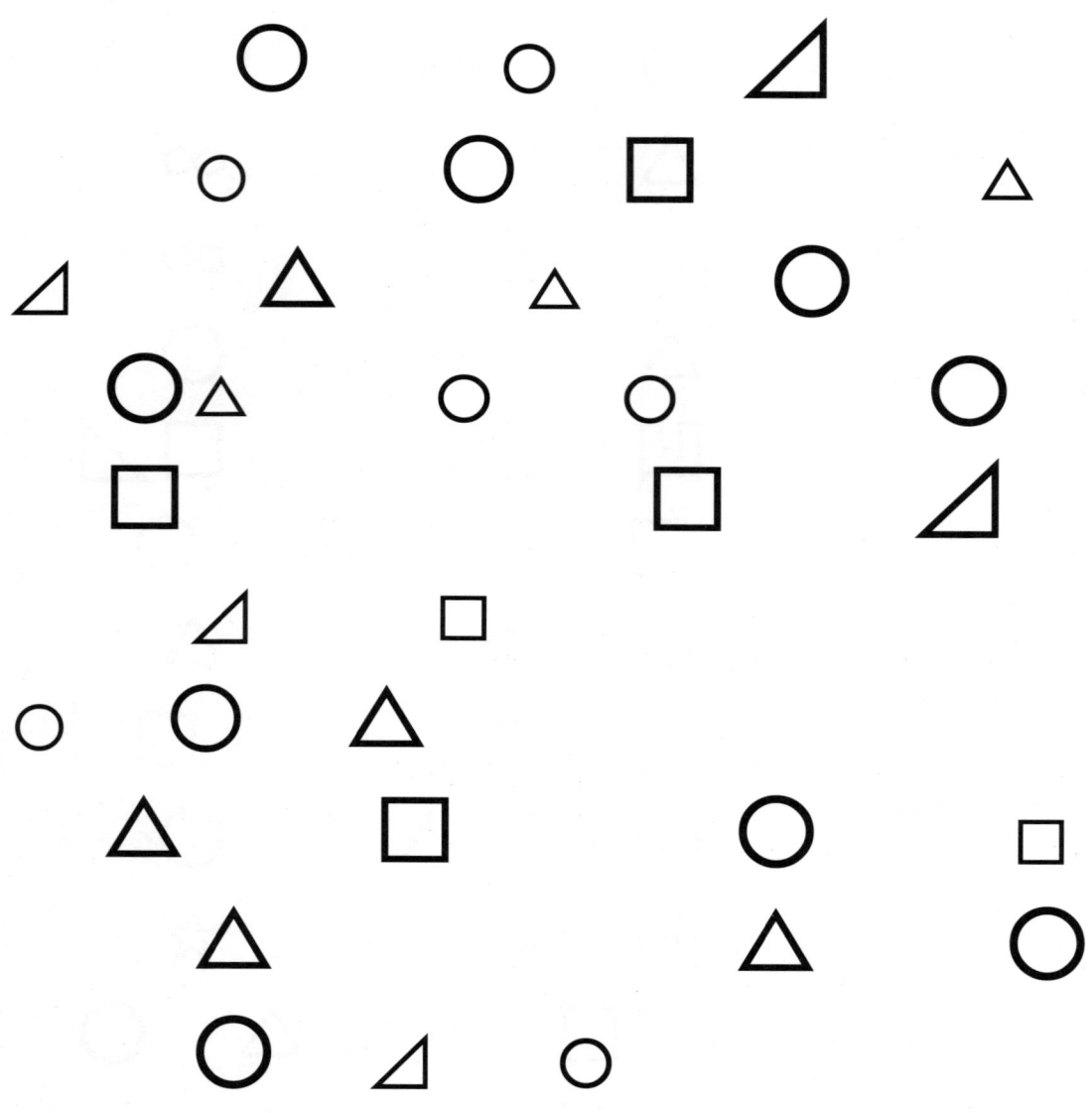

## 練習6 文字カード選び

動脈と静脈の文字があるカードから脳の字のあるものをさらに選び出し、その名前を下に書きましょう。 5分でやって下さい。

## 練習7　絵を正しく並べる

下に12個の絵があります。　1つの物語になるように順番を並べかえ、正しい配列にした番号を右の頁に書きましょう。　10分で止めて下さい。　また、物語のあらすじも書きましょう。　時間制限はありません。

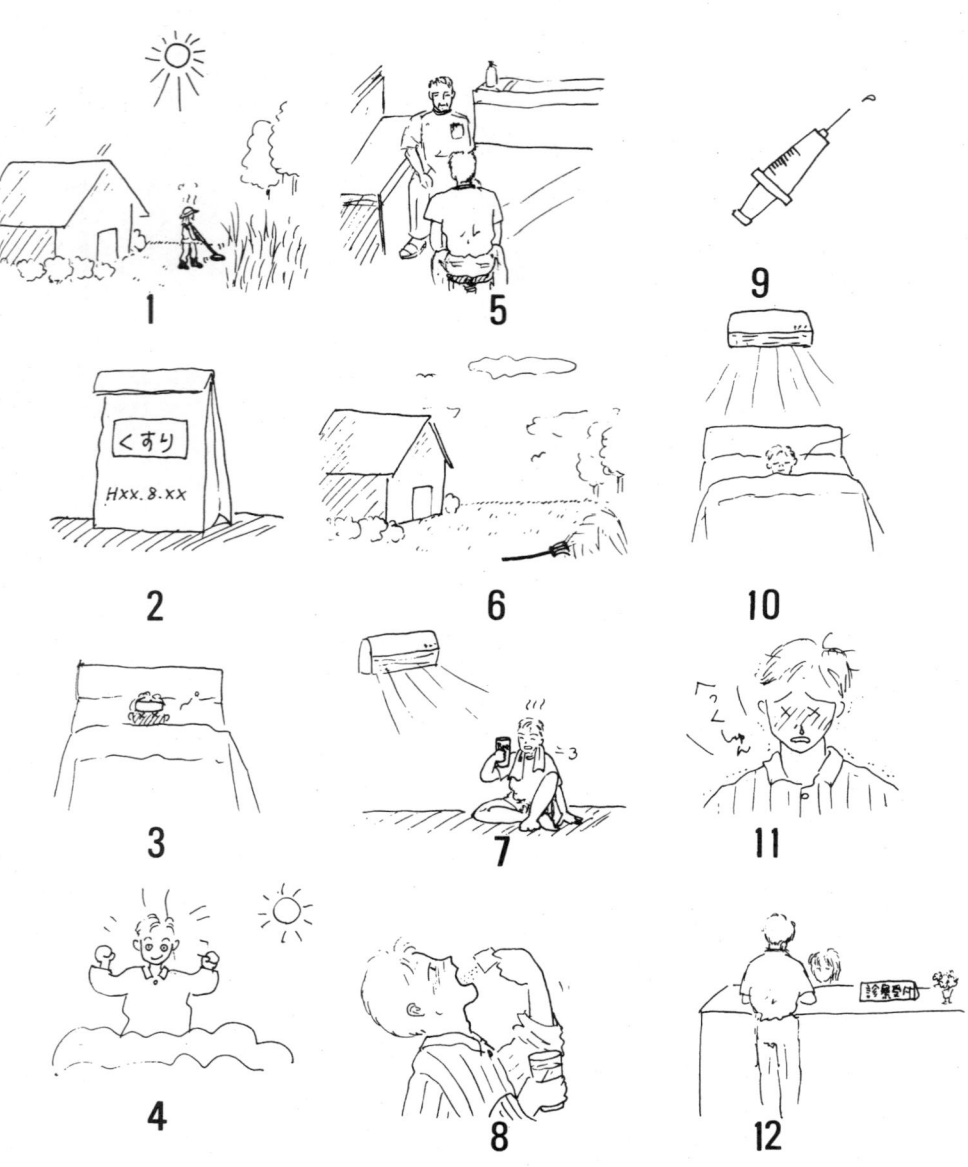

正しい配列にした番号


文章であらわした絵の物語

## 練習8　形並べ

下の図形と全く同じものを右のあいている所に2回書きましょう。
5分で止めて下さい。

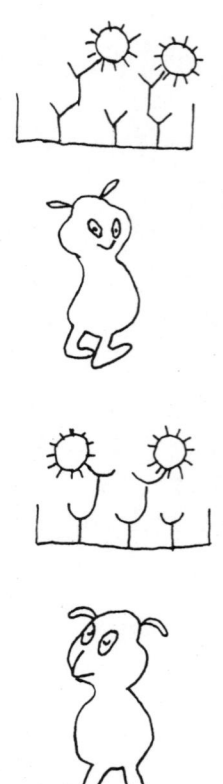

**練習9 書き取り**
下の文字と全く同じものを右のあいている所に2回書きましょう。
5分で止めて下さい。

勉強部屋

道路改良

漫画時代

梅雨前線

有名な都市

季節の変わり目

騒音公害

福祉事務所

**練習10　数字並べ**

下の数字と全く同じものを右のあいている所に3回書きましょう。
5分で止めて下さい。

90013421

10778311

98961488

10749011

68311096

12991901

22412241

68511921

水曜日の練習はどうでしたか？　自分の練習の出来具合を100点満点で何点くらいか書いて下さい。　またこの練習の感想も書きましょう。　5分で止めて下さい。

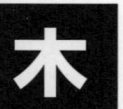

# 木曜日の練習　　そろえるもの：鉛筆と色鉛筆、月曜日に作った紙40枚、
　　　　　　　　　　　　　　　　　タイマー

## 練習1　脳のはなし

1. 脳の働きの一番大切なことはなんですか？　脳の役割を書きましょう。　10分
　で止めて下さい。

## 練習2　文章を正しく並べる

下の文は間違った順番で並んでいます。
正しい配列にした文章を下にすべて書きましょう。　5分で止めて下さい。


1. 消火器のみならず、より効果的な訓練方法が問われています。

2. 従来は、消火器の使い方を身につけるだけで終わる訓練もありました。

3. 9月1日は防災の日です。

4. しかし、大規模な震災に備えて、

5. 防災の日には、各地で訓練が行われ、多くの人が参加します。

## 練習3　駅名を正しく並べる

時刻表にならって、1～15の駅名を東京から盛岡方面にむかって正しく並べましょう。　5分で止めて下さい。

| 駅名コード | 列車番号 | | |
|---|---|---|---|
| | 列車予約コード | | |
| | 列車名 | | |
| | 運転日注意 | | |
| | 入線時刻 | | |
| | 発車番線 | | |
| 4000 | 東　京 | とうきょう | 発 |
| 4300 | 上　野 | うえの | 着 |
| | 着　発　番　線 | | |
| 4300 | 上　野 | うえの | 発 |
| 4320 | 大　宮 | おおみや | 〃 |
| 4340 | 小　山 | おやま | 〃 |
| 4350 | 宇都宮 | うつのみや | 〃 |
| 4355 | 那須塩原 | なすしおばら | 〃 |
| 4370 | 新白河 | しんしらかわ | 〃 |
| 2010 | 郡　山 | こおりやま | 〃 |
| 2050 | 福　島 | ふくしま | 着 |
| 2050 | 福　島 | ふくしま | 発 |
| 2060 | 白石蔵王 | しらいしざおう | 〃 |
| 2100 | 仙　台 | せんだい | 着 |
| | 着　発　番　線 | | |
| 2100 | 仙　台 | せんだい | 発 |
| 2120 | 古　川 | ふるかわ | 〃 |
| 2122 | くりこま高原 | くりこまこうげん | 〃 |
| 2125 | 一ノ関 | いちのせき | 〃 |
| 2131 | 水沢江刺 | みずさわえさし | 〃 |
| 2135 | 北　上 | きたかみ | 〃 |
| 2145 | 新花巻 | しんはなまき | 〃 |
| 2150 | 盛　岡 | もりおか | 着 |

1 仙　台　　2 くりこま高原
3 上　野　　4 東　京　　5 一ノ関
6 宇都宮　　7 新白河　　8 新花巻
9 盛　岡　　10 白石蔵王　11 北　上
12 福　島　　13 小　山　　14 古　川
15 水沢江刺

・スタート　4 東京
・
・
・
・
・
・
・
・
・
・
・
・
・ゴール　　9 盛岡

練習4　同じ形を同じ色で塗る
同じ形を同じ色で塗りましょう。　5分で止めて下さい。

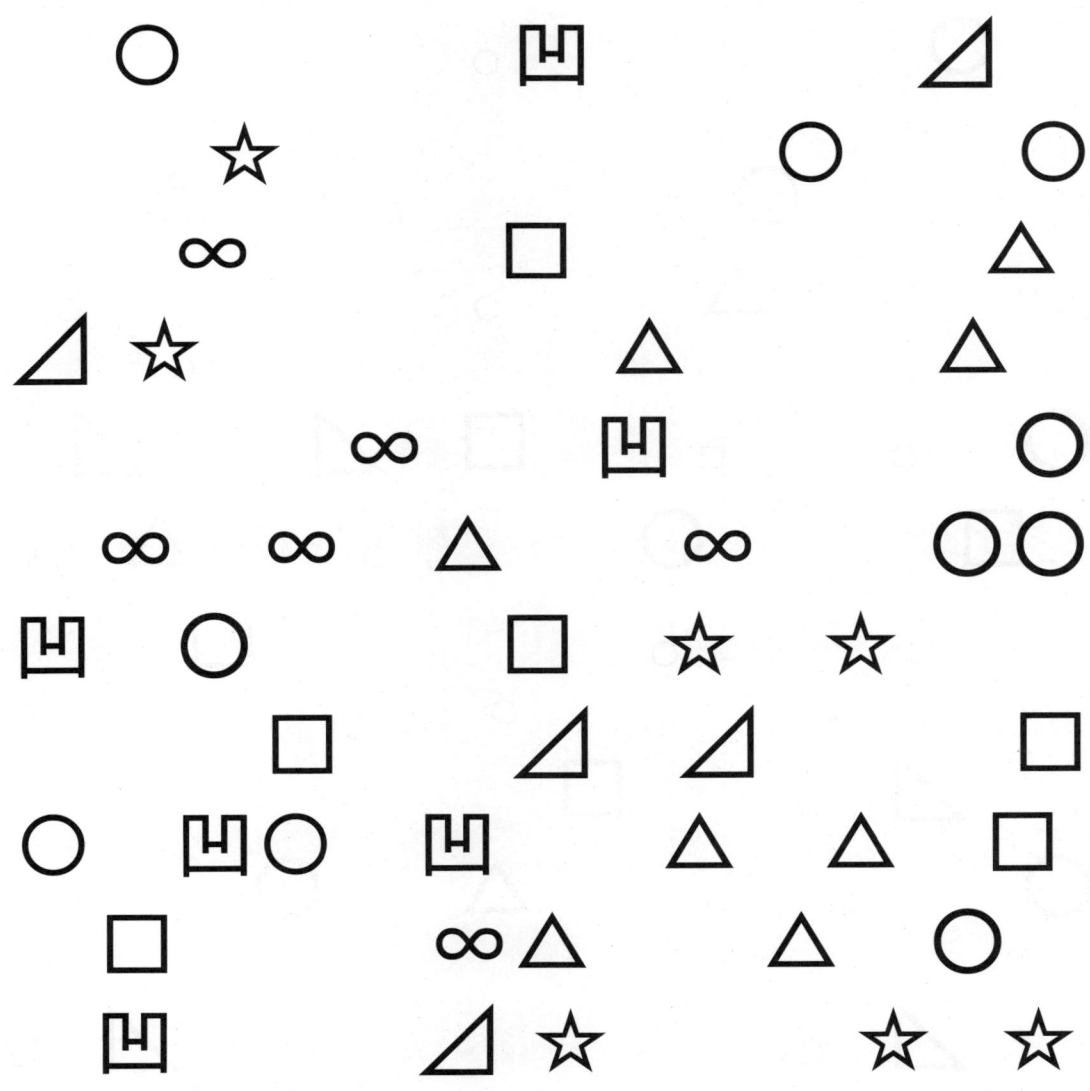

**練習5　同じ大きさ・形のものを同じ色で塗る**

同じ大きさ・形のものを同じ色で塗りましょう。　5分で止めて下さい。

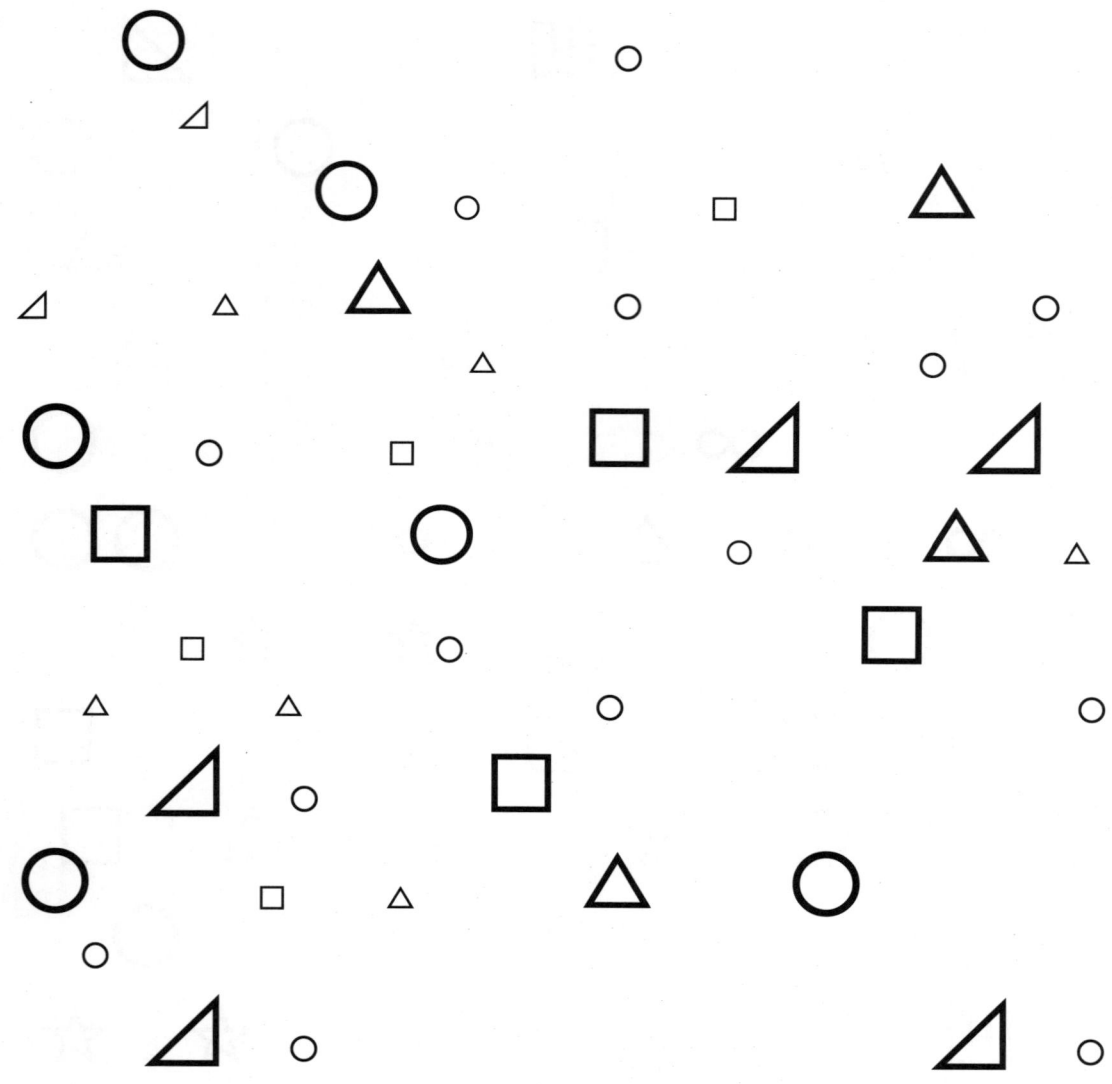

## 練習6　文字カード選び

動脈と静脈の文字があるカードから上中下のいずれかの字のあるものをさらに選び出し、その名前を下に書きましょう。　5分でやって下さい。

## 練習7　絵を正しく並べる

下に10個の絵があります。　1つの物語になるように順番を並べかえ、正しい配列にした番号を右の頁に書きましょう。　10分で止めて下さい。　また、物語のあらすじも書きましょう。　時間制限はありません。

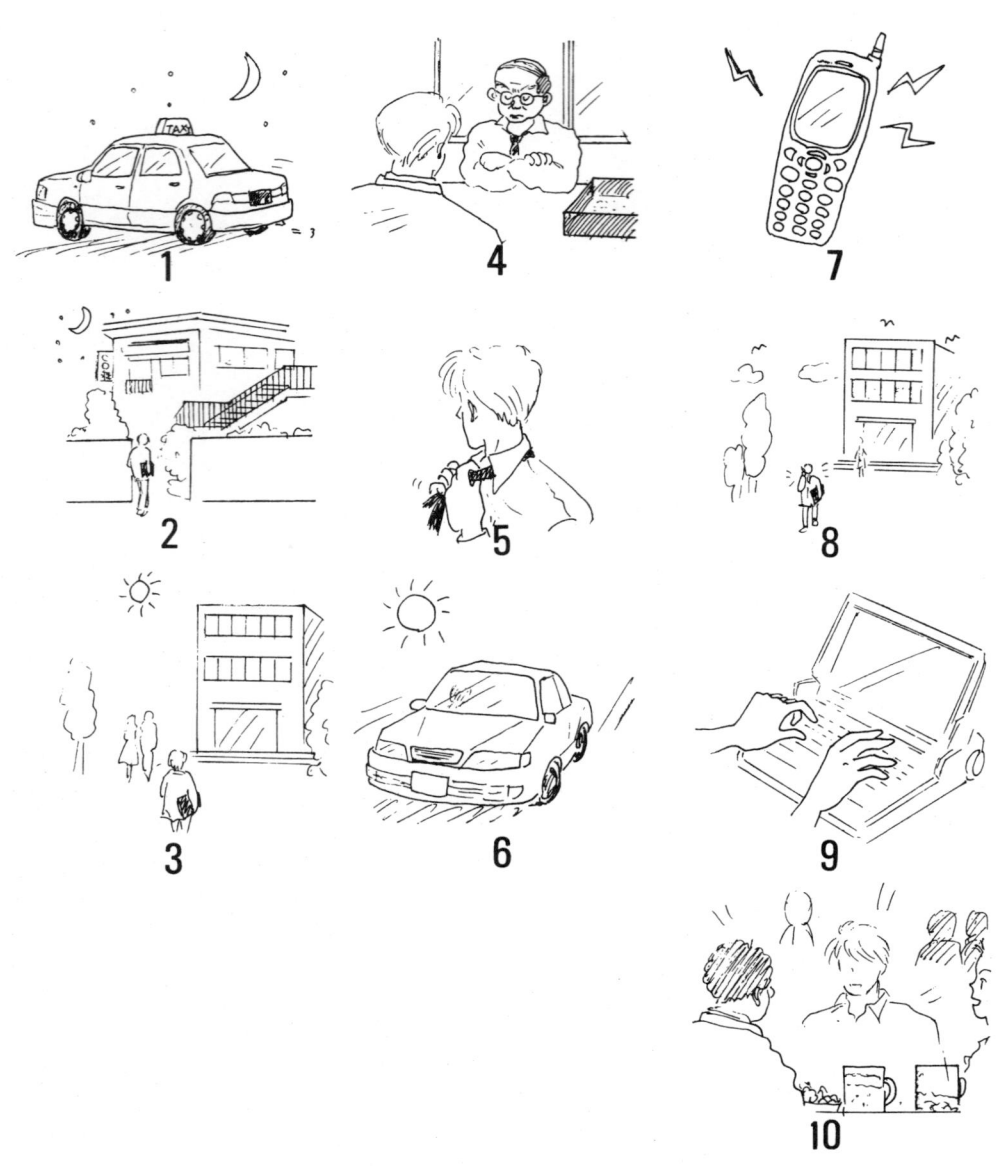

正しい配列にした番号


文章であらわした絵の物語

練習8　形並べ
下の図形と全く同じものを右のあいている所に2回書きましょう。
5分で止めて下さい。

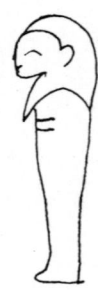

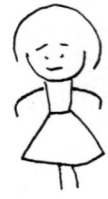

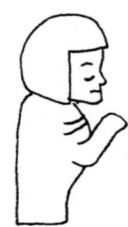

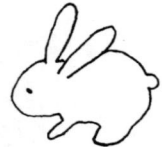

## 練習9　書き取り

下の文字と全く同じものを右のあいている所に2回書きましょう。
5分で止めて下さい。

平常心を保つ

飛行機事故

熟年者

教育施設

記録技術

宇宙科学

浄水場

裁判官

**練習10　数字並べ**

下の数字と全く同じものを右のあいている所に3回書きましょう。
5分で止めて下さい。

81982533

13101299

98011071

48996344

56213466

52269800

29884155

79221330

木曜日の練習はどうでしたか？　自分の練習の出来具合を100点満点で何点くらいか書いて下さい。　またこの練習の感想も書きましょう。　5分で止めて下さい。

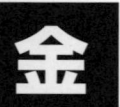

# 金曜日の練習　そろえるもの：鉛筆と色鉛筆、月曜日に作った紙40枚、タイマー

## 練習1　脳のはなし

10分で止めて下さい。5頁の「脳について」を参考にして下さい。

1. 脳は右と左に同じような形をしたものがありますが、機能が少し異なります。その違いについて書きましょう。

2. 大脳皮質の4つの区分を書きましょう。

## 練習2　文章を正しく並べる

下の文は間違った順番で並んでいます。
正しい配列にした文章を下にすべて書きましょう。　5分で止めて下さい。


1. 粉をもう一度ふるいにかけながら、水とレーズンを入れ木ベラでさっくりと混ぜ合わせる。

2. レーズン蒸しケーキをつくりましょう。

3. プリン型に紙ケースを入れ、そこに混ぜ合わせた材料を入れ蒸し器で15分蒸す。

4　小麦粉と膨らし粉を合わせてふるっておく。　レーズンはぬるま湯にひたしておく。

5. 蒸し器のなかのケーキに竹串をさし、なにもついてこなければできあがり。

6. レーズンの代わりに、抹茶でも、ココアでも、お好みでおいしいケーキがつくれます。

## 練習3　駅名を正しく並べる

時刻表にならって、1〜15の駅名を博多から東京方面にむかって正しく並べましょう。　5分で止めて下さい。

1 新倉敷　2 小　倉　3 三　島
4 東　京　5 相　生　6 博　多
7 浜　松　8 西明石　9 名古屋
10 福　山　11 米　原　12 岡　山
13 静　岡　14 小田原　15 徳　山

・スタート　6 博多
・
・
・
・
・
・
・
・
・
・
・
・
・
・ゴール　　4 東京

**練習4　同じ形を同じ色で塗る**

同じ形を同じ色で塗りましょう。　5分で止めて下さい。

**練習5　同じ大きさ・形のものを同じ色で塗る**

同じ大きさ・形のものを同じ色で塗りましょう。　5分で止めて下さい。

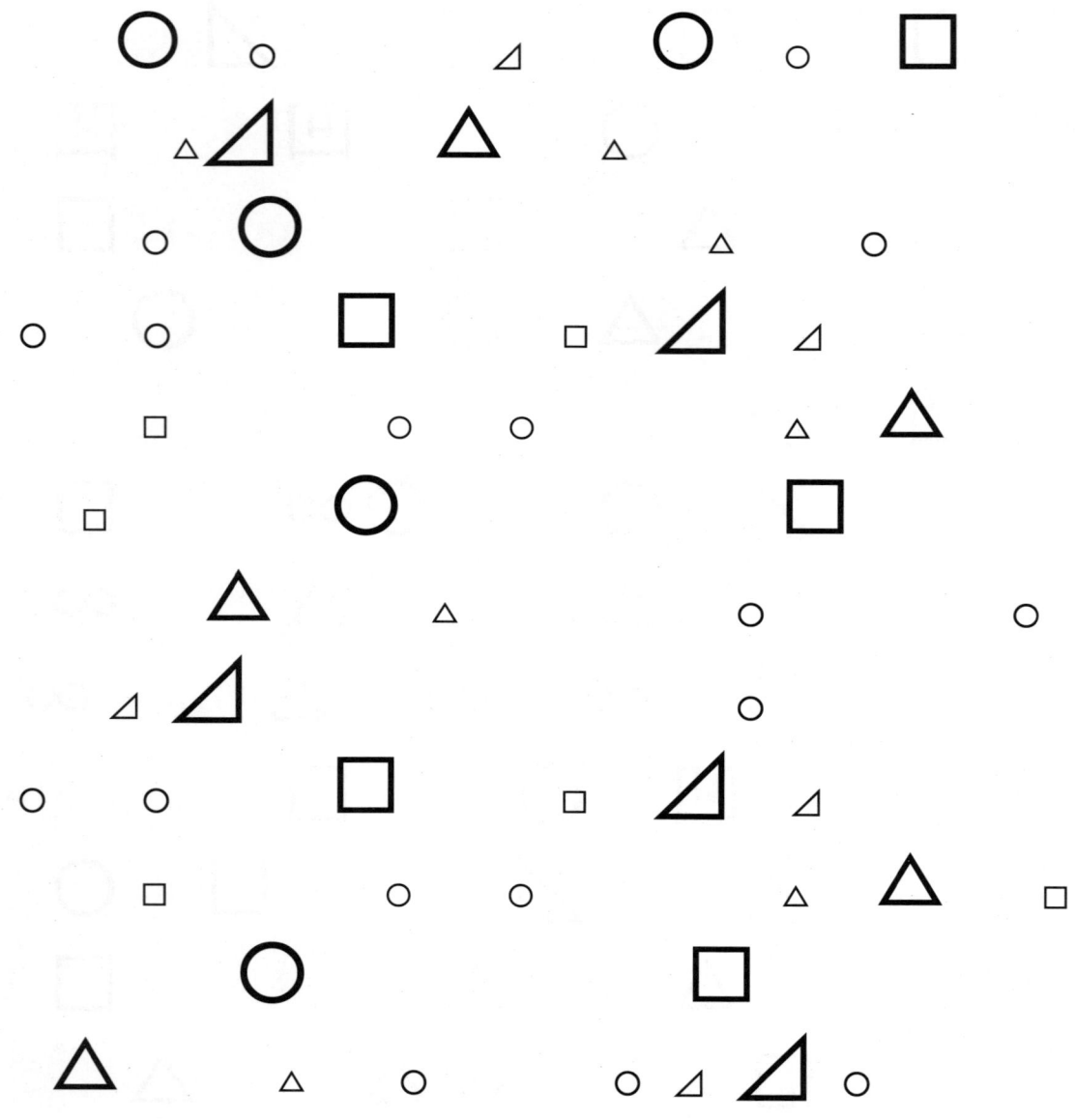

## 練習6　文字カード選び

動脈と静脈の文字があるカードから前か後の字のいずれかがあるものをさらに選び出し、その名前を下に書きましょう。　5分でやって下さい。

## 練習7　絵を正しく並べる

下に10個の絵があります。　1つの物語になるように順番を並べかえ、正しい配列にした番号を右の頁に書きましょう。　10分で止めて下さい。　また、物語のあらすじも書きましょう。　時間制限はありません。

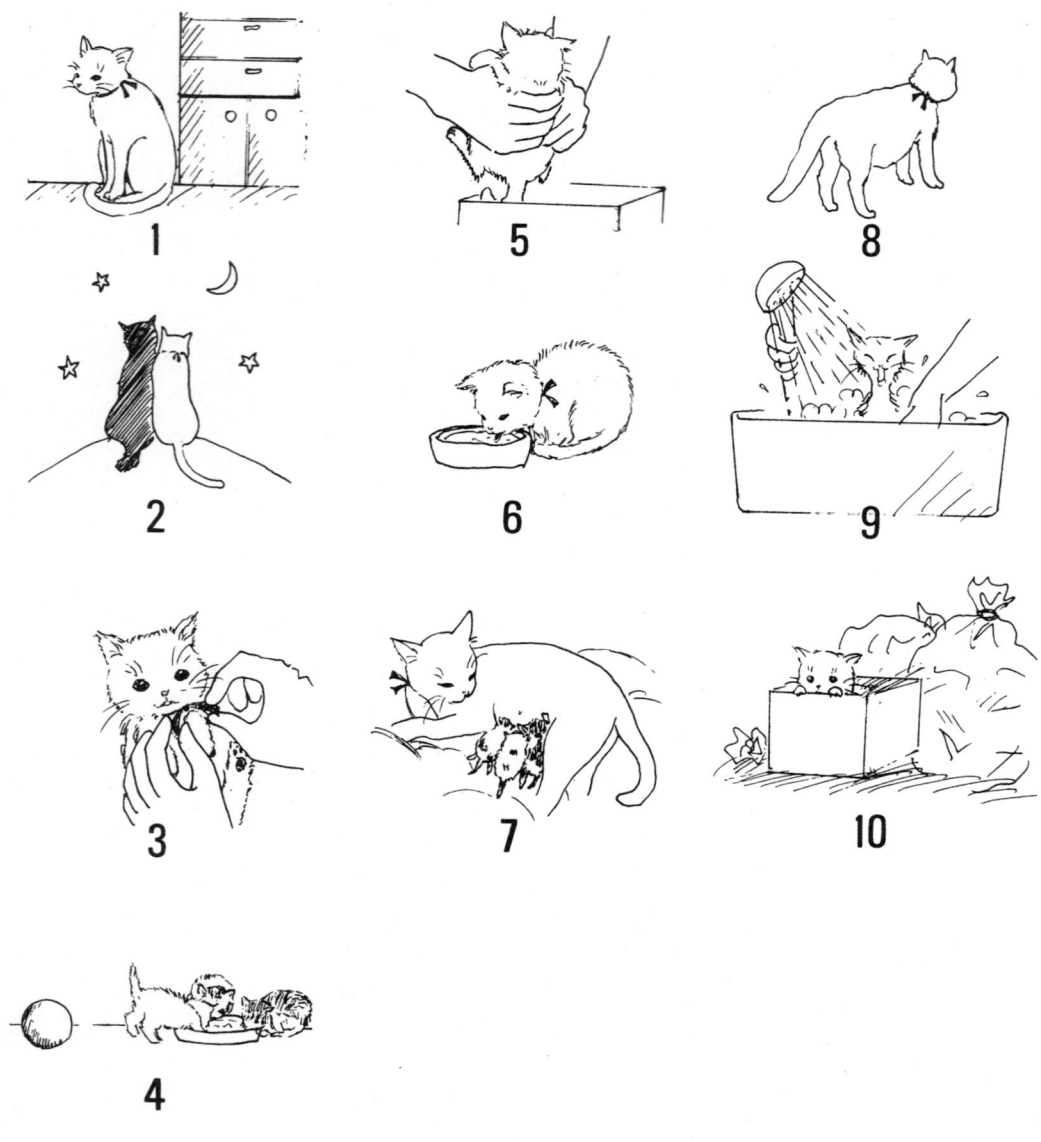

正しい配列にした番号


文章であらわした絵の物語

**練習8　形並べ**

左の図形と全く同じものを右のあいている所に2回書きましょう。
5分で止めて下さい。

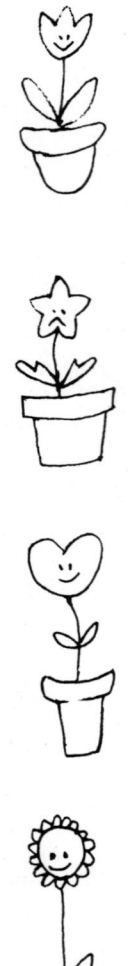

62

## 練習9　書き取り
下の文字と全く同じものを右のあいている所に2回書きましょう。
5分で止めて下さい。

楽観的と悲観的

記号化した表現

分類過程

海岸線

太平洋

田舎の学校

練習帳

金融緩和

**練習10　数字並べ**

左の数字と全く同じものを右のあいている所に3回書きましょう。
5分で止めて下さい。

65748112

12265844

97512044

98011310

50240277

89989933

74577346

28996589

金曜日の練習はどうでしたか？　自分の練習の出来具合を100点満点で何点くらいか書きましょう。　またこの練習の感想も書いて下さい。　5分で止めて下さい。